LES PROLÉTAIRES

AF348038

OUVRAGE COURONNÉ PAR L'ACADÉMIE DE MÉDECINE AMÉRICAINE

LES
PROLÉTAIRES

AU POINT DE VUE MÉDICAL ET PHILOSOPHIQUE

PAR

LE Dr I. VIALA

EX-MÉDECIN AIDE-MAJOR AU 2me ZOUAVES ET AU QUARTIER
GÉNÉRAL DU 15me CORPS D'ARMÉE 1870-71,
PHARMACIEN D'ÉCOLE SUPÉRIEURE.

« Le prolétariat moderne est une sorte
« d'esclavage tempéré par le salaire. »
LAMARTINE (*Girondins*,
t. 5., p. 307).

PRIX : 3 FRANCS

NARBONNE
IMPRIMERIE A. CAPELLE, PLACE SAINT-JUST, 54.

1876

LES PROLÉTAIRES

CHAPITRE PREMIER

L'homme est un composé de matière et d'un double dynamisme; c'est un être mixte soumis aux forces générales de la nature, et doué de forces particulières qui le distinguent des autres êtres de la création. Les corps bruts sont régis par des règles éternellement tracées qu'ils n'enfreignent jamais parce qu'ils manquent de spontanéité.

Les fonctions de la vie s'exécutent d'après des lois primordiales, mais ces lois sont modifiées selon les circonstances. Ainsi, l'acte de la germination, l'acte de la croissance des végétaux, la fructification, la perpétuité des espèces, éprouvent des changements selon le climat, la région du globe, la culture, et, quoique indifférent par son insensibilité à la vie et à la mort, le végétal est gouverné par une prévoyance incontestable, un *Deus ignotus,* la dryade des anciens. La brute a une puissance excitatrice intérieure d'un ordre plus élevé, c'est l'instinct. L'homme, comme machine organique, vit, s'accroît, se développe sans savoir pourquoi. Les fonctions de la digestion, de la respiration et de la circulation s'exécutent en dehors du raisonnement. Il possède, comme tous les animaux, un instinct. Enfin, il est placé en dehors et au-dessus du monde créé par son principe intellectuel.

Le végétal vit sans sentir; l'animal vit et sent; l'homme vit, sent et pense. Le végétal n'éprouve ni douleur ni plaisir; il dirige ses racines vers les bonnes veines de terrain, élève ses rameaux vers la lumière, aspire l'humidité, ouvre ou ferme ses fleurs sans jouir de son bien-être ou souffrir des obstacles qui nuisent à son développement. L'animal est doué d'un instinct conservateur, il a des appétits naturels que suscite cet instinct; il vit régulièrement sans peine ni douleur en s'abandonnant à sa nature. L'homme seul connaît la misère.

L'homme de la nature se livre spontanément aux actes utiles à sa conservation; il satisfait ses goûts toujours simples, qui ont pour objet le bien de lui-même; le sentiment de l'immortalité le porte à la génération; bon et capable d'amour, il établit des liaisons sympathiques. Sain et bon par son principe, il y a chez lui harmonie, santé et bonheur.

« Si chacun épiait, dit VIREN, dans son traité de l'*hy-*
» *giène philosophique,* non ses appétits désordonnés et
» factices dûs aux prévarications sociales, mais ses goûts
» simples que suscite l'instinct naturel, il vivrait infailli-
» blement sain et robuste en les accomplissant. N'usant
» jamais au-dela du besoin des aliments et des plaisirs, il
» ne transformerait pas ces biens en dissolutions éner-
» vantes. » Et, plus loin, il ajoute : « La méchanceté,

» destructive de toute association, de toute humanité,
» n'a pu être notre apanage; au contraire, la bonté, étant
» notre essence radicale, constitue le type normal de
» notre âme, comme la santé forme celui du corps.....» et
la preuve que la méchanceté humaine n'est qu'une per-
version opposée à notre nature, une lésion maniaque, une
dépravation de l'appareil nerveux ou la corruption d'autres organes, c'est que, plus un individu se porte bien ou
jouit du bien-être, plus il est disposé aux sentiments de
bienveillance, comme dans la joie, le plaisir, l'espérance,
la générosité de la victoire et surtout dans l'amour, sura-
bondance de bonheur et de vie.

L'homme, dans son innocence primitive, à l'abri des
excitations mensongères, en concordance avec son milieu,
ne saurait être misérable. La misère naît et grandit avec
es instincts compliqués et divergents de la civilisation,
avec la dépravation de l'instinct naturel, avec la mauvaise
direction des passions.

Sans entrer dans un parallèle de l'homme de la nature
et de l'homme policé, sans nous occuper des transforma-
tions que l'homme a pù subir au physique et au moral
dans la suite des temps, sans nous inquiéter du dogme de
la perfectibilité indéfinie, jetons les yeux autour de nous,
observons ce qui est, et, si tout n'est pas pour le mieux
dans le meilleur des mondes possible, demandons-nous ce
qu'il y aurait à faire pour améliorer le sort de l'homme.

CHAPITRE II.

L'homme est éminemment sociable; mais, dès qu'ils sont en société, les hommes sont en état de guerre. L'intérêt, le besoin, le plaisir les ont rapprochés; l'intérêt, le besoin, le plaisir les ont sans cesse poussés les uns contre les autres, car l'équilibre parfait est pour ainsi dire impossible. Les hommes réunis ont dû chercher à établir une sorte de balance destinée à maintenir l'harmonie entre les différentes parties du tout. Cette balance a été dans un état perpétuel d'oscillation, parce que les lois qui, comme le dit Montesquieu, ne doivent être que l'application de la raison humaine aux cas particuliers, sont presque toujours en désaccord avec cette raison humaine. Examinez les différentes espèces de gouvernements : celui où la nation entière a la souveraine puissance, celui où une partie de la nation gouverne, celui où un seul dirige avec des règlements obligatoires pour tous, celui où un seul est maître despotiquement, et, partout et toujours, vous arriverez à l'*inégalité*, à l'*iniquité* et à l'*oppression*. Dieu n'aurait-il donné l'intelligence à l'homme que pour en abuser sur cette terre? Le gouvernement de Dieu ne doit-il jamais descendre sur ce monde ?

Dans la République, le peuple a la souveraine puissance, il est souverain ; mais le peuple c'est tout le monde avec égalité de droits et de devoirs pour chacun. Ce qui n'a pas empêché les Républiques anciennes d'avoir des esclaves, de fixer le nombre de citoyens qui ont droit de voter aux assemblées, d'établir des catégories, des classes, des centuries. Les Républiques modernes ne sont-elles pas en opposition avec la nature du gouvernement ? L'Amérique ne défend-elle pas la traite des noirs ? Le paysan suisse n'est-il pas deshérité par le citadin ? Et en France, sommes-nous tous à l'abri du besoin ? Il y avait des pauvres à Athènes, à Lacédémone, à Rome ; il y a des pauvres aux États-Unis et en France.

Dans les gouvernements aristocratiques purs, le peuple n'est rien. La plus imparfaite de toutes les aristocraties, dit Montesquieu, est celle où la partie du peuple qui obéit est dans l'esclavage civil de celle qui commande.

La plus parfaite, qui est celle où l'aristocratie approche le plus de la démocratie, est une piperie et rien de plus. Le peuple n'a que les dehors du bonheur, et, en réalité, il est peut-être plus malheureux que l'esclave du noble. L'Angleterre est un exemple vivant de cette dernière proposition.

Lorsque le prince est la source de tout pouvoir politique et civil, qu'il n'y a de fixe que sa volonté momentanée et capricieuse, c'est un despotisme dissolvant et stupide, et, hors le monarque, il n'y a que des esclaves. Le mal qui limite un pouvoir aussi arbitraire est un bien.

Il y a des vérités éternelles et des droits imprescriptibles. L'homme naît libre, et la liberté naturelle est de pouvoir faire ce qu'il veut. Il naît nu et sans armes, par conséquent faible ; il a besoin d'appui et de soutien, et il se constitue en société. Une société ne peut s'organiser et marcher en avant qu'à l'aide de conventions érigées en lois par le consentement unanime des parties. Ces lois doivent être appropriées à la nature de l'homme, à ses besoins, sous le triple rapport physique, moral et intellectuel. La liberté politique consiste à pouvoir faire ce que les lois permettent et tout ce qu'elles ne défendent pas, ni par la lettre ni par l'esprit ; hors de là il n'y a que misère pour le plus grand nombre.

On affecte de dire que le peuple a besoin de tutelle, qu'il est incapable de savoir ce qui est nécessaire pour assurer son bonheur. S'il faut en croire les heureux du jour, ils ont reçu mission de s'occuper de ses affaires et de lui départir la somme de liberté que son tempérament peut supporter. Le peuple, répète-t-on, est dans l'enfance ; singulière enfance que celle qui dure encore après tant de siècles, c'est une impiété ; le Créateur a placé en nous la faculté de découvrir les rapports nécessaires qui dérivent de la nature des choses, les rapports qui dérivent uniquement de la constitution de notre être, les rapports qui dérivent de l'harmonie de notre être avec le milieu qui l'enveloppe de toutes parts. Le peuple a la capacité naturelle pour discerner ce qui est bien, dans l'absolu et dans les applications. En l'écoutant, on n'aurait pas à déplorer ces grandes catastrophes qui portent l'épouvante dans les cœurs ; on ne serait pas témoins de ces changements tantôt dans un sens, tantôt dans l'autre, changements aveugles que le malaise autorise, et qui se succèdent périodiquement sans raison d'avenir nettement formulée. En interrogeant le peuple, la mode, l'imitation, le caprice n'entreraient pour rien dans la forme du gouvernement. Le gouvernement aurait sa base inébranlable dans la nature humaine, sa manifestation suivrait une marche progressive avec l'âge des nations, elle varierait suivant le genre de vie des peuples, leurs inclinations, leurs richesses, l'état physique des régions du globe. Les mœurs seraient constamment en rapport avec les lois. Plus de troubles, plus de désordres, plus de misère.

L'esclavage était le fléau de la société antique ; les esclaves étaient des êtres dégradés, qui n'avaient de l'homme que l'enveloppe matérielle. Le christianisme, cette religion d'un Dieu bon et miséricordieux, en établissant sur la terre la fraternité universelle, en promettant, dans un monde meilleur, une juste rémunération à chacun, selon ses œuvres, renouvela la face de l'Univers. Mais le christianisme eût certaines conséquences anti-sociales. Jésus-Christ avait répondu, à celui qui lui demandait ce qu'il fallait faire pour acquérir une vie parfaite : « Vendez tout ce que vous avez et suivez-moi. » Les déserts se peuplèrent de solitaires qui placèrent la suprême vertu dans la contemplation. Les apôtres prêchèrent bien le travail : « *Laborate manibus*, dit saint Paul, *ut habeatis unde tribuere possitis necessitatem patientibus.* » Ce qui n'empêcha pas le plus grand nombre de vivre d'aumônes, car de quoi n'a-t-on pas abusé ! Il y avait des oisifs mendiants avant la venue du Christ, mais le christianisme fut le berceau de la mendicité. Les excès de la mendicité allèrent en augmentant. Les grands avaient toujours à leur suite une foule de mendiants qu'ils nourrissaient et qu'ils habillaient. Les mendiants finirent par se donner une organisation à part dans l'état. Fodéré cite l'exemple suivant, qui prouve la cruelle nécessité à laquelle on a été réduit dans le xive siècle durant les guerres, les pestes et les famines : « La princesse Mahaut, comtesse d'Artois et de Bourgogne, morte vers l'an 1330, était fort grande aumônière, qui fonda l'hôpital Brocou, prescrivant elle-même les règles de traitement qu'elle voulait être fait aux pauvres. Je ne sais si l'on voudra croire ce que vulgairement l'on dit, qu'elle nourrissait un bien grand nombre de pauvres qui la suivaient ordinairement ; mais comme il plût à Dieu envoyer une très-âpre famine en Bourgogne, elle les fit une fois assembler dans une grange du village de la Chastellenoie-sur-Arbois auquel elle faisait volontiers sa demeurance ; puis, les ayant fait insérer, elle commanda que le feu fut mis en la grange, les faisant ainsi mourir ; l'on ajoute qu'elle disait que par pitié elle avait fait cela, considérant les peines que ces pauvres devaient endurer

en temps de si grande et si étrange famine. Mais, ô cruelle
pitié et douceur amère qui porte avec soi la cruauté la
plus barbare que l'on pourrait trouver ! O miséricorde
immiséricordieuse ! » (*Mémoire historique de la République
Séquanaise et des prisons de la Franche-Comté et de Bourgogne*, par L. Gollut, 1592) (1).

Les cours de miracles disparurent devant la révolution
française, mais la pauvreté nous est restée, et ce qui est
un acte d'accusation contre les sociétés modernes, la pauvreté laborieuse pullule de plus en plus.

Ainsi l'esclavage antique fut remplacé par la mendicité,
la pauvreté oisive, et celle-ci a fait place à la misère laborieuse. La misère, la pauvreté, l'indigence signifient, dans
le sens propre et restreint des mots, insuffisance des
choses nécessaires à la vie organique et matérielle. Sous
ce rapport, le *pauvre* est le contraire du riche, qui a abon-
dance de biens. Il en est de même des différentes contrées
du globe, des peuples divers ; on dit que la Sibérie est un
pays pauvre, que la Sicile est un pays riche, l'Espagne
une nation pauvre, l'Angleterre, une nation riche.

Les hommes et les peuples ne vivent pas seulement de
la vie matérielle, ils vivent encore moralement et intel-
lectuellement ; il y a par conséquent une misère spirituelle et une misère matérielle. Tous les genres de faiblesse, de nécessité, s'expriment en français, dit M. de
Bonnald, par le mot pauvre, le *miser* des latins.

La misère spirituelle est indépendante de la misère
matérielle et vice versa.

L'esclave était malheureux quoique l'intérêt du maître
lui fît une nécessité de le nourrir, de le vêtir, de ménager
ses forces, de le soigner lorsqu'il était malade. Les solitaires de la Thébaïde, nus et manquant de tout, vivant

(1) Fodéré. — *Essai historique sur la pauvreté des nations*,
1825. p. 382.

de racines, exposés à l'inclémence de l'air, étaient heureux et riches de la flamme intérieure qui les animaient. Le nécessaire suffisait aux philosophes instruisant les peuples, le superflu n'empêche pas ceux qui abusent de leurs biens d'être pauvres. Homère mendiant, Galilée dans les fers, Malherbe abandonné à son lit de mort, étaient riches par l'imagination, par la science et par la vertu.

Agamemnon, Sardanapale, Néron, furent pauvres et misérables au milieu de leur puissance. Pauvreté et richesse sont des choses très-relatives pour les individus comme pour les nations. Ne voit-on pas tous les jours des hommes contents de leur sort et se croyant riches quoiqu'ils n'aient que le strict nécessaire gagné par un travail quelquefois excessif ; tandis que d'autres, ayant le superflu, sont pauvres par suite de leurs désirs insatiables ?

Que la pauvreté soit réelle ou qu'elle ne soit que fictive, elle n'en existe pas moins dans les deux cas, et la dernière, quoique moins digne de notre sympathie, n'en est pas moins intolérable et destructive de la santé. Il y a des nations pauvres qui s'imposent les plus dures privations avec une résignation admirable, ne demandant rien à leurs gouvernants parce qu'elles ne pensent pas qu'il soit possible d'améliorer leur position. Il en est d'autres, au contraire, dont l'état est incontestablement cent fois meilleur, qui réclament sans cesse et se montrent menaçantes. Dans une même nation, comparez l'homme des champs à l'ouvrier des grandes villes ; le premier, avec un modique salaire, est moins malheureux que le second dont le prix de la journée est peut-être double. Est-ce la faute de l'industriel si ses passions sont surexcitées, si des besoins nouveaux le pénètrent malgré lui ; nouveau Tantale, ses sens sont sollicités par les mille raffinements de notre civilisation. Est-ce sa faute si seize heures de travail ne peuvent éteindre le feu qui le dévore ! Est-il libre de ne pas faire des comparaisons !

La philosophie et l'histoire, qui se partagent l'étude de l'homme, voient s'agrandir incessamment le champ de leurs investigations. Par la philosophie proprement dite on explore l'homme en lui même, dans l'origine et le jeu mystérieux de ses facultés morales et intellectuelles. La philosophie de l'histoire expose les lois générales qui régissent la marche de la société et la marche.de la civilisation ; elle tient compte des circonstances extérieures qui influent sur la destinée des peuples ; elle signale avec grand soin les influences qui tiennent à la nature des lieux, aux climats, aux religions, aux gouvernements. Elle démontre que les mœurs et la destinée de chaque peuple, le rôle particulier qu'il a joué dans l'histoire, ont varié suivant la place qu'il occupe sur la carte, au Nord ou au Midi, à l'Est où à l'Ouest, dans un pays de plaines ou dans un pays de montagnes, sur les côtes de la mer ou dans l'intérieur des continents, dans les îles ou sur la terre ferme. Elle détermine les rapports intérieurs qui existent entre le christianisme et la civilisation forte et mâle de l'occident, comme entre l'islamisme et la civilisation énervée, la servitude et l'abrutissement des nations orientales. Mais la philosophie de l'histoire est restée incomplète parce que des causes qui influent sur le sort et la constitution des sociétés, sur le bonheur et la misère des peuples, elle n'a approfondies que celles qui sont hors de l'homme, hors de la puissance active qui est propre à l'homme. Or, l'homme est un instrument passif, il agit, par ses facultés, sur le monde extérieur, autant que le monde-extérieur agit sur lui.

Avec ces données tronquées, la philosophie a toujours été impuissante pour résoudre ce redoutable problème de la misère. La misère ne disparaîtra qu'au jour où la doctrine de l'alliance et de l'association sera généralement comprise et appliquée sur de larges bases, jusque-là l'homme sera assujetti à l'homme à des degrés divers ; il y aura des distinctions collectives, des races supérieures et des races inférieures et absence d'égalité sociale, c'est-à-dire inégalité des moyens ouverts à tous pour arriver à la propriété et au bien-être.

Avec l'association, la ruse et la violence ne détourneront pas la marche de l'humanité, les temps d'oppression auront cessé, il n'y aura plus ni prohibitions, ni privilèges, et tout sera accessible à tous.

Mais, descendons des hauteurs où nous nous sommes placés pour poursuivre la tâche grande et belle que nous avons esquissée, il faudrait les méditations d'un esprit exact, positif et indépendant. C'est un système complet sur la matière dont nous aurions besoin. C'est un ouvrage sérieux qui exigerait une érudition substantielle, de vastes connaissances historiques et une excellente direction philosophique. Voilà tout autant de motifs qui nous obligent à réduire nos prétentions. De plus habiles que nous y échouraient. Contentons-nous de partir de ce fait vrai que l'inégalité sociale existe, et étudions, en médecin philosophe, les conséquences de cette inégalité sur les classes inférieures. Encore devons-nous spécialiser notre sujet pour ne pas nous perdre dans les généralités.

CHAPITRE III.

Il y a des pauvres à Paris et ailleurs, dit M. Agénor de Gasparin. Les maux de l'indigence, dit M. Villemin, sont grands et tels, que la pensée, qui ne paraît indifférente que lorsqu'elle est distraite, ne saurait se fixer sur cet état de la société sans émotion et sans désir d'y porter soulagement. Il y des prolétaires pauvres et misérables dans les villes et dans les campagnes. Voyons les causes et les effets de la misère chez les laboureurs et chez les industriels.

Trois classes de citoyens, les propriétaires, les fermiers, les domestiques ou manœuvriers, ont un intérêt spécial à la prospérité de l'agriculture. Le propriétaire vise avant tout à s'assurer un gros revenu ; le fermier, dont la position est fausse, épuise la terre pour en retirer le plus possible, et diminue le salaire des gens à gage ; ces derniers, par compensation, ne trouvant aucun souci de leur misère, travaillent à contre sens et mal. Au milieu de ces intérêts opposés, les manœuvriers vivent au jour le jour, ne pouvant rien mettre de côté pour faire face aux nécessités de la famille, aux maladies, etc. La plupart des fermiers ne peuvent arriver à l'aisance après cinquante ans de peines et de travaux, alors que la faillite forcée ne les force pas à mendier du pain chez leurs enfants dans leurs dernières années. Les propriétaires éprouvent eux-mêmes le contre-coup de ce malaise, et leur revenu, rogné en partie, n'est pas même certain.

M. Gavardan a établi le budget d'un ouvrier agriculteur, et cet ouvrier, qui forme une grande partie de la population de la France, ne peut se procurer, pour trois cents journées du travail le plus pénible, qu'une existence à 0 fr. 75 c. par jour, et il ne lui reste dans l'année que 2 fr. 75 c. pour ses menus plaisirs et pour les maladies. Puis, quand il se marie, quand viennent les enfants, la dépense augmente d'une manière déplorable, car la recette ne change pas. Alors, on ne mange plus que du pain d'orge pur, des oignons crus, les plus mauvais fruits, quelques

pommes de terre, du fromage fermenté... et de la viande ?
Jamais. On porte des haillons, on couche sur la paille, on
ne fait plus de feu et on fait des dettes quand on trouve
du crédit.

Il y a bien quelques rares contrées, deux ou trois dépar-
tements dans les pays vignobles du Midi de la France, où
l'homme des champs peut vivre à son aise, son travail
étant assez payé ; mais ce bien-être ne dure que tout
autant que sa santé est bonne, car, dans ses contrées pri-
vilégiées, les appétits désordonnés sont très-grands, la
vie matérielle très-chère, et il est bien difficile de faire
des économies. Donc, la santé des manœuvres est toute
leur richesse. C'est à son corps, à sa personne, à sa santé
que l'homme des champs devrait prendre garde. Or, il
veille, avec une sorte de tendresse, nuit et jour sur ses
chevaux, ses vaches et ses animaux domestiques, il tour-
mente la terre, mais il ne se soigne pas lui-même, lui qui
est la main, le pied, l'âme, la vie de sa famille et de sa
maison. La santé, c'est la force des bras, et la force des
bras, c'est le gagne-pain du travailleur. Dès qu'il se met
au lit, la misère y entre avec lui. L'enfant est pâtre ; à 15
ans, il en montre à peine 10 ; il a les jambes nues et vio-
lacées ; pour uniques vêtements, il porte un pantalon en
lambeaux et un sarrau de grosse toile bise, trempé par
l'humidité. Ses cheveux mal propres s'emmêlent raides et
épais comme une crinière. Ses joues livides, ses lèvres
scorbutiques, sa peau sale et terreuse, son œil éteint, ses
pas traînants, ses pauvres membres engourdis annoncent
qu'il souffre le froid et souvent la faim. Ne pensant pas
plus qu'un animal, que de longues heures d'automne et
d'hiver cet enfant a passées, abrité derrière quelque touffe
de genêt, à regarder paître ses bestiaux, plongé dans une
apathie profonde, ne vivant pas plus qu'un madrépore !
Et cette vie solitaire, animale, abrutissante est celle de
chaque jour pour des milliers d'êtres de cet âge.

Devenu homme, sa condition ne change que pour un travail plus fatigant, et il continue à vivre dans l'ignorance, dans l'hébêtement, ne connaissant de l'humanité que les douleurs et les misères.

Vieux, il est abandonné sur un grabat, attendant la mort comme un bienfait. L'homme des champs souffre sans se plaindre et va jusqu'à ce qu'il tombe de faiblesse, de maladie ou de vieillesse.

Un écrivain a tracé le portrait suivant d'une fille de ferme : « Cette fille n'avait plus de la femme que le nom. Les traits grossis, tannés, brûlés par l'intempérie des saisons, la taille épaisse, déformée par des labeurs audessus de ses forces, les vêtements en lambeaux et souillés de fange, les cheveux en désordre, rassemblés à peine sous un bonnet de coton d'un blanc sordide, l'air brutal et hardi, la voix rauque, les mouvements virils; cette infortunée appartenait pourtant à ce sexe que Dieu a nativement doué de cette délicatesse de formes, de cette finesse de carnation, de ces mouvements doux, de cette élégance naturelle, de cette candeur timide, de ce charme à la fois attrayant et chaste qui caractérisent la femme et que l'éducation développe et féconde. Loin de là, cette pauvre fille de ferme, abandonnée, sans éducation, sans enseignements, sans soins, comme l'avait été sa mère et comme l'est la foule innombrable de ses pareilles, deshéritée de tout bonheur, de tout plaisir sur la terre, elle avait perdu, à force de labeurs, de fatigue, de misère, jusqu'à la physionomie, presque jusqu'à la forme que le Créateur lui avait donnée. »

Ajoutez une détestable et insuffisante nourriture à la suite d'une journée de grandes fatigues, un espèce de mortier, quelque peu détrempé d'eau, mangé froid; des logements délabrés, exposés aux vents d'ouest, presque partout de niveau ou au-dessous de cours servant d'égout aux fermiers et aux étables, dépourvues de carrelage, offrant des trous, des inégalités dans lesquels séjournent éternellement la boue et les ordures ; des cheminées servant de passage au vent et à la pluie et fort rarement à la fumée, qui, répandue dans la maison, oblige de tenir constamment ouvertes des portes mal jointes ; des murs dégradés, crevassés, ayant peu d'épaisseur, perméables à l'humidité et ne retenant pas la chaleur, baignant dans une mare aux eaux noires et stagnantes ; une toiture effrondrée, recouverte de tuiles ébréchées et de chaume à demi-pourri. Entrez dans ces misérables masures le soir à la nuit, les manœuvriers, hommes, femmes et enfants, à peine rassasiés, sont étendus pêle-mêle sur la même litière, d'où s'exhale une odeur putride. Le fermier seul peut avoir une chambre séparée où il se loge dans un mobilier plus que modeste.

En résumé, sous le rapport matériel, voici les traits principaux de la condition de l'ouvrier agriculteur. Enfance abrutie par le travail, virilité épuisée par la fatigue, vieillesse abandonnée. Travail excessif pendant toute la durée de la vie, nourriture mauvaise et assez souvent insuffisante, insalubrité des habitations, pénurie de linge, défaut de soins de propreté ou plutôt malpropreté repoussante, négligence de la personne, que de causes de maladies !

Sous le rapport moral et intellectuel, le campagnard est dans un état d'ignorance déplorable, livré à la routine, aux préjugés, à l'exploitation, à l'usure dévorante ; il résiste à l'instruction primaire, à toutes les réformes, à toutes les améliorations projetées. Et, pour comble de malheur, aujourd'hui les villes rejettent leurs mendiants sur les campagnes. Ceux-ci assiégent les habitations rurales, servent de guide aux voleurs et d'exemple aux fainéants. Les affections de la peau, les dartres, la teigne, la gale, les ulcères, les scrophules, les ophtalmies, les affections vermineuses, la phthisie pulmonaire abondent dans les campagnes.

Le goître est endémique dans certaines vallées.

L'habitude de la malpropreté, de coucher dans les étables, dans les lieux humides, le défaut de linge occasionnent les affections scorbutiques et les maladies chroniques de la peau. L'habitude de la nudité, le contact de l'air émousse la sensibilité exquise de l'organe cutané et produit un espèce de tannage qui supprime une fonction importante, s'oppose à la sortie des humeurs superflues ou viciées et prédispose à l'hydropisie, à la diarrhée, à la dyssenterie. Les marais improductifs, couverts d'un épais brouillard pendant l'hiver et l'automne, fermentiscibles en été sous les ardeurs du soleil, remplissent l'atmosphère de miasmes pestilentiels et produisent d'incessantes et terribles fièvres, des langueurs d'estomac, des maux chroniques. Les eaux froides et glacées prises sans mesure pendant le travail, les aliments de mauvaise nature, les fruits verts sont la cause de fièvres gastriques-vermineuses, des fièvres putrides, malignes, des érysipèles gangréneux. Les rudes travaux de la moisson exposent les ouvriers aux apoplexies, aux congestions pulmonaires. Ils dorment sur la terre fraîche, et ils s'éveillent avec une amaurose, une fluxion de poitrine, un violent rhumatisme. Les enfants qui marchent pieds nus sur la terre humide et dans la boue, qui chargent leur estomac de légumes indigestes, de baies et prunelles coriaces des haies, sont attaqués du carreau, du rachitisme. Je ne parle pas des lésions traumatiques, très-communes chez les cultivateurs, et dont les conséquences sont terribles par l'éloignement de tout secours.

Le fond des maladies aigües, chez cette classe d'hommes, c'est l'adynamie, qui passe rapidement à la putridité. Les formes peuvent être innombrables suivant le sexe, l'âge, la constitution, le tempérament, mais le caractère fondamental de la faiblesse de mauvaise nature ne doit pas être oublié par les médecins de campagne. Les inflammations les plus violentes, chez les individus les plus fortement constitués, demandent de la modération dans l'emploi des antiphlogistiques. Vous avez sous les yeux un colosse en apparence, le pouls est plein, fort et résistant, la peau chaude et brûlante, les yeux injectés, le génie inflammatoire paraît porté à son summum; vous ouvrez largement la veine ou vous appliquez des sang-sues, et la scène change du tout au tout du matin au soir. Les laboureurs supportent mal les émissions sanguines, les altérants, la diète. La diète absolue ne doit presque jamais être ordonnée.

Ce tableau n'est pas chargé de trop sombres couleurs, et néanmoins les cultivateurs, quoique aussi malheureux, sont moins misérables que les ouvriers des villes, à cause de la sécheresse de leur âme et parce qu'ils ne font pas de comparaisons.

Les riches de la ville ne croient plus à la vérité des peintures de M. de Florian, mais ils sont loin d'avoir une idée exacte de l'état des campagnes. Leur cœur se navrerait surtout s'ils parcouraient les pays pendant que les épidémies y exercent leurs ravages, après les inondations. Une âme sensible ne peut pas supporter la lecture des journaux qui, depuis quelques années, remplissent leurs colonnes des effets de la misère, venue naturellement ou à la suite de catastrophes. J'ai parcouru les bords du Rhône et les différents pays inondés ; quelle désolation !

Les hommes amaigris, hâves, des maladies meurtrières régnant épidémiquement. J'ai vu des médecins appliquer les antiphlogistiques dans les fluxions de poitrine, au commencement de l'épidémie, revenir bien vite à une thérapeutique opposée et sans tenir compte des symptômes locaux, prescrire le vin, l'ipécacuanha, le quinquina, les bouillons, les vésicatoires. Vers la fin, ils n'avaient recours même aux sangsues qu'avec ménagement, les antiphlogistiques étaient tout à fait insuffisants dans cette prétendue méningite cérébro-spinale, qui se montra épidémiquement à cette époque sur plusieurs points différents ; on pourra juger encore une fois cette méthode thérepeutique si vantée, et nous aurions bien voulu voir M. Bouillaud aux prises avec ce fléau, avec ses saignées *coup sur coup*, les saignées suffisantes comme il les appelle.

N'y a-t-il pas de remèdes à ces maux qui affligent, corrompent et dépeuplent les campagnes? Les habitants de la campagne sont-ils condamnés irrévocablement et éternellement à rouler cette misère dégradante? Cette conclusion nous conduirait à douter de Dieu.

La France n'a plus d'aristocratie, ni de substitutions perpétuelles, ni de gros propriétaires en grand nombre; son clergé n'a plus de possessions territoriales. Le partage des biens communaux et des grands domaines du clergé et des émigrés a fait des propriétaires par millions. La population de la France se répand avec assez d'uniformité, pour fertiliser toutes les parcelles de sa petite culture. Les habitants sont plus tempérants qu'en Angleterre. Néanmoins on compte, sur quarante millions d'habitants, plus de six millions de pauvres et quatre millions d'hommes qui vivent au jour le jour. La population s'accroît tous les vingt ans de deux millions d'estomacs qui ont faim et qui crient. Vienne un temps d'arrêt dans la fabrique, une disette de grains, une révolution, où en serons-nous ?

Le progrès social est aujourd'hui l'instinct public. Sous les institutions acquises à la France, les hommes de notre temps se sont occupés des classes pauvres, afin de porter soulagement à leur mal-être. Mais ils n'ont trouvé que des moyens palliatifs et transitoires. La division extrême de la propriété, qui a été un bienfait, commence à avoir en plus d'un endroit les mêmes inconvénients que son extrême concentration. Au lieu d'être comme ci-devant, dit un publiciste éminent, le serf d'un seigneur, le paysan est le serf de la misère, joug non moins pesant à porter. Comme il n'a plus à secouer ni féodalité ni dîme et qu'il n'y a plus autour de lui de terre à partager, il ne lui reste pas même ce qu'il avait jadis, *la plainte et l'espérance.*

On s'occupe de la création des banques pour l'agriculture, de caisses de prévoyance pour les campagnes, du dessèchement des marais, du défrichement des Landes, bruyères, de l'ouverture de routes, chemins et canaux, on cherche partout à se servir de l'eau pour faire des irrigations ; le Midi de la France la réclame pour combattre le phylloxera, et on force les ruisseaux et les rivières qui allaient se perdre inutilement dans la mer, à s'épandre en nappes sur les champs pour y déposer leurs particules vivifiantes.

Nous reconnaissons volontiers le bienfait général de l'époque présente, celui qui résulte de l'ordre, de la paix, du travail multiplié qu'elle encourage. L'instruction se répand de tous côtés, mais il n'y a dans les campagnes ni hôpitaux pour les infirmes et les malades, ni médecins gratuits, ni associations de secours mutuel, ni ateliers de secours, ni écoles professionnelles assez nombreuses, ni proportion entre le vivre et le salaire. L'hygiène y est dans une immobilité stupéfiante. Ce sont là les nœuds gordiens de l'avenir contre lesquels ne peuvent rien la bienfaisance, ni l'influence morale.

L'association seule dénouera ces nœuds dans l'intérêt de tous, des travailleurs et des propriétaires, des producteurs et des consommateurs. Le principe d'association, dit M. Thiers, est fondé sur la nature de l'homme ;

l'homme associé à d'autres est puissant. Supposons **deux** cent chefs de famille, habitant une commune rurale, qui mettent en société leur capital, leur talent et leur travail, à la condition d'un partage dans les produits proportionné à la valeur de l'apport de chacun. Le premier acte de l'administration doit être la construction d'un bâtiment d'habitation et d'exploitation. Dans un établissement de ce genre, on proportionne et on approprie les logements selon la dépense que chaque famille peut ou veut faire, avec cette attention que la moindre offre toutes les conditions de distribution, de position et de salubrité **indispensables** pour le bien être. Sous le même toit se trouve une vaste cuisine, des salles communes pour les repas, avec la faculté à chacun de faire venir à son domicile son repas et celui de sa famille. Des salles de bains, de réunion, de lecture sont économiquement chauffées et éclairées. Un seul moulin à farine, une seule boulangerie, **une** seule boucherie, une seule cuve, une seule écurie, **une** seule étable. Les matériaux d'exploitation peuvent **être** réduits au tiers. Au bout de vingt ans, dit **M. Gavardan**, ces petites terres, qui produisaient à peine le prix du travail, donneront un revenu suffisant pour que la misère matérielle ne soit plus à craindre. On aura remédié au déboisement du sommet des côteaux et créé des abris contre les mauvais vents ; on aura remédié aux grandes sécheresses et changé la climature.

Ainsi, sans augmentation de dépenses et par la puissance de l'organisation et de l'association, on parviendra à créer pour tous un minimum de bien être qui, lui seul, est une immense révolution pacifique, un bien être qui satisfait aux plus pressantes et aux plus justes réclamations du peuple, qui détruit cette barrière élevée par la misère ; avec la misère disparaît une cause puissante de maladies de tout genre. Plus de mendicité lorsque les valides travaillent, que les nouveaux nés sont réunis à la crèche, les enfants à l'école, que les infirmes et les vieillards, nourris, chaussés et vêtus ont un chauffoir commun. En cas de maladie alitée ou d'empêchement de travail par accident fortuit et temporaire, la famille n'est pas en souffrance.

Un grand nombre de malades périssent dans nos villages dès le début des maladies, faute de soins bien entendus. Les rechutes y sont communes parce que la convalescence est mal dirigée. Une simple foulure retient le patient un mois sur son escabeau. Un bras cassé, une jambe démise font, entre les mains des rabouteurs, d'un homme jeune, droit et fort, un estropié pour toute sa vie. Un ulcère, que des moyens simples eussent cicatrisé, passe à l'état cancéreux, et ce cancer, qu'on aurait pu extirper au début, envahit les parties voisines, gagne en profondeur et entraîne la mort.

La mère garde au logis son fils dévoré par la fièvre intermittente, et des cachexies incurables sont la conséquence de maladies aigües négligées dans l'origine.

Dans le système d'association, vous avez une institutrice qui tient l'école des jeunes filles, administre les premiers secours et tient une petite pharmacie. La commune s'abonne avec un médecin de la ville voisine, qui vient tous les huit jours vacciner les enfants, visiter les infirmes, les vieillards, les convalescents où chez lequel le jour de marché le malade se présente muni d'un bon du chef ou président de l'association. De plus, il est obligé de se rendre au premier appel dans un besoin pressant. Le pasteur répand l'enseignement moral, sème de bonne heure les germes de vertu, de charité, veille sur son troupeau avec sollicitude, console les malades et aide les agonisants à franchir la dernière étape de la vie. Voilà une innovation qui est une amélioration immense, parce qu'elle apporte à un mal réel un remède efficace, **pour nous servir du langage de M. Guizot.**

CHAPITRE IV.

Il y a dans les villes comme à la campagne trois classes: les riches, les moyens et les petits. Les villes sont des antres de civilisation où la science se meut d'un mouvement perpétuel. L'industrie se répand en se centralisant dans les principales villes, à Paris, Nancy, Lyon, Nantes, Lille, Marseille, Bordeaux, etc. L'industrie paraît prospère dans son ensemble et ses résultats généraux, dans sa direction et dans ses procédés. Mais lorsqu'on examine de près les fabrications dans leur variété, les manufactures, les usages, on ne tarde pas à découvrir des oscillations perturbatrices, l'encombrement de la population sur divers points, mille contrastes et des causes nombreuses de décadence, parmi lesquelles nous devons signaler l'insuffisance des salaires et la misère des artisans. Un ancien ministre a reconnu cette position précaire du travailleur, dans un mémoire lu devant l'académie des sciences morales et politiques. De cruelles misères, dit M. Vivien, affligent les classes laborieuses, elles sont la condition douloureuse mais inévitable de l'humanité, et les autres périodes de l'histoire industrielle offrent des spectacles aussi désolants. Jadis tout était soumis à des régles très-étroites, chaque mouvement des ouvriers était livré à une police très-rigoureuse ; des règles observées avec un superstitieux respect liaient les ouvriers à ceux qui les employaient, des statuts assujettissaient ceux qui exerçaient la même profession, le monopole n'usait pas de concurrence. L'Assemblée constituante, dans son œuvre de profonde rénovation, proclama la liberté la plus absolue dans l'industrie et abolit les priviléges, les communautés, les jurandes. En faisant disparaître les institutions du passé, elle laissa tout à un arbitraire trop absolu et à un isolement désastreux. Aujourd'hui la société reconnaît et respecte dans l'ouvrier les droits d'un homme libre ; il travaille où bon lui semble, il choisit son labeur, son chef, son jour ; mais cette liberté n'est que la servitude déguisée ; sans avances pécuniaires, sans outils, il ne peut pas débattre le salaire de son travail qui diminue avec l'état de souffrance de l'industrie et n'augmente pas avec la prospérité. Le maître peut abuser de l'ascendant que lui donnent et les capitaux dont il dispose et le nombre des ouvriers souvent supérieur aux besoins de l'industrie, et la loi est impuissante à protéger le travailleur. Il ne lui reste que les coalitions, arme à deux tranchants, qui jette le désordre et la misère dans ses propres rangs en même temps qu'elle porte le trouble dans les calculs des industriels. J'ai dit le nom des principales villes industrielles de la France ; il existe une province qui vient de nous être enlevée qui est couverte de manufactures de toute espèce ; l'Alsace restée française par le cœur, par sa position géographique, politique et climatérique, est des plus favorables au travail ; Mulhouse est un petit Manchester alsacien, dont la force d'expansion a détruit les fossés et les murailles, Mulhouse, jadis rempli d'ateliers, comptait, avant la guerre 1870-71, 26,000 ouvriers *intra muros* et 10,000 qui venaient chaque matin du dehors. Guebwiller, à quelques lieues de là, occupait 2,000 ouvriers. L'ordre et la propreté régnaient dans ces établissements, et si nous parlions de cloaques manufacturiers, on taxerait, avec raison, nos paroles de

jerémiades philanthropiques. Cependant tenons-nous **sur**
la réserve vis-à-vis des rapports des intéressés et ne
prenons pas au sérieux les éloges donnés par M. Jobard
aux établissements industriels de la France et de la Bel-
gique. « L'élégance du costume des ouvriers, la santé de
» toute la population laborieuse, les machines dans des
» espèces de boudoirs d'acajou, où l'on n'ose pénétrer .
» qu'après avoir frotté les pieds sur un paillasson. »
Toutes ces descriptions poétiques ne trompent personne.

M. Villermé a été frappé de ces populations grêles, dé-
biles et rabougries, s'élevant et s'étiolant à l'ombre. Dans
les fabriques, dit-il, les enfants sont partout pâles, énervés,
lents dans leurs mouvements, tranquilles dans leurs jeux.
Ils offrent un extérieur de misère, de souffrance et d'a-
battement. (1) Les statistiques prouvent que les hommes
âgés de 20 à 21 ans ont été trouvés d'autant plus impropres
au service militaire par leur taille, leur constitution et
leur santé, qu'ils appartenaient à la classe pauvre. Pour
100 hommes en état de porter les armes, il fallait 193
conscrits dans les classes aisées, et jusqu'à 343 dans les
classes pauvres. A Paris, la mortalité est plus grande dans
les quartiers qu'habitent les ouvriers que dans ceux où
se tiennent de préférence les classes riches. Les maladies
épidémiques règnent avec une plus grande énergie dans
ces rues basses et humides, étroites et malpropres ; c'est
là aussi que les maladies sporadiques frappent le plus de
victimes. Le rachitisme, dit M. Dubois, affecte surtout les
enfants des pauvres, parce que ces petits malheureux
sont presque toujours enfermés dans des demeures mal
aérées.

Au reste ce n'est pas en France que l'on peut étudier en
grand les effets de l'industrie sur les classes inférieures ;

(1) Tableau physique et moral des ouvriers des manufactures t. II.

malgré que le prix de la main d'œuvre soit inférieur à celui de l'Angleterre, sa puissance de fabrication est de trop inférieure. Ainsi elle n'exporte que pour 50 millions en cotonnades alors que l'Angleterre en exporte pour plus de 700 millions. La France est plutôt agricole qu'industrielle, tandis que l'Angleterre est la grande fabrique de l'univers. C'est dans cette société anglaise, si pleine d'énigmes et de contrastes mystérieux, amalgame hétérogène de l'ancien édifice aristocratique et des libertés nouvelles, qu'il faut examiner l'état physique et moral des ouvriers des manufactures. L'Angleterre est établie sur tous les rivages, son influence et ses conquêtes s'étendent à tous les points de l'horizon ; c'est la plus active, la plus riche, la plus envahissante des nations. Aujourd'hui elle a pris dans le monde, ou plutôt dans l'imagination des peuples, cette place à part que l'antiquité payenne eût au xve siècle, l'Amérique cent ans après et, successivement, d'époque en époque, la Russie, les Etats-Unis, la France et sa Révolution, qui domina trente ans sur les affaires Européennes.

Au milieu de cette puissance de cette activité merveilleuse, de ces immenses richesses, l'Angleterre est affligée du triple fléau de son oligarchie, de son clergé et de ses manufactures, trois causes incessantes de misère.

L'oligarchie étend ses possessions et ses parcs improductifs sur des terrains de plusieurs lieues de longueur. Le clergé Anglican, avec l'éternelle possession de ses biens, ne se nourrit que lui-même.

Des millions de bras se meuvent dans ses ateliers ; à chaque jour suffit son œuvre, à chaque besoin son salaire ; mais sous peine de manquer de pain, de viande, de bière, de feu, de vêtements, d'asile, il n'est pas permis à un ouvrier anglais de dormir une heure de plus, de se coucher une heure de moins qu'il n'est marqué à l'horloge du travail. Il ne lui est pas permis d'être malade, si ce n'est les jours de repos, et, dit M. de Cormenier, si la concurrence des fabriques indigènes ou étrangères ferme le débouché de ses productions sur quelque marché de l'Europe, de l'Asie, de l'Amérique ; si le Bengale, décimé par le choléra, songe plus à se réparer lui-même qu'à soulager la mère patrie ; si les cent bras de la vapeur ont entassé dans ses magasins des montagnes de fer, de fil et de coton, et s'il y a moins d'achat que de vente ; si la roue du travail s'arrête sur son axe immense ou se ralentit seulement de quelques tours, alors des multitudes d'ouvriers, hommes, femmes, vieillards, enfants, sont jetés des ateliers fermés sur la place publique, où l'on voit ces travailleurs engourdis, sans repos, mendiant et sans ressources.

Il faut à l'homme une habitation commode et saine, un air pur, une nourriture suffisante, des vêtements propres, un sommeil réparateur, un jour de repos après plusieurs jours de travail. L'homme n'a pas seulement un estomac à satisfaire, des bras à mouvoir et des pieds à faire marcher, il a une intelligence ; il faut nourrir cette intelligence du pain de l'instruction. L'homme a des devoirs à remplir non-seulement envers lui-même, mais encore envers les autres et envers la société dont il est le membre, il faut nourrir et fortifier l'âme, faire, par l'éducation, de bons fils, de bons pères de famille, des honnêtes gens et de bons citoyens. Voilà les conditions de bien-être pour l'homme.

Voyons quelles sont les conditions des ouvriers des manufactures sous les rapports physique, moral et intellectuel, et prenons pour exemple l'Angleterre, en ayant le soin d'établir de temps à autre le parallèle entre les classes laborieuses et les classes aisées.

CHAPITRE V.

Londres, couvert par le brouillard de fumée que vomissent les cheminées des bateaux à vapeur, où viennent s'entasser et d'où sont expédiés les produits des deux hémisphères, peut être divisée en deux villes : la ville des plaisirs, des transactions politiques, des affaires commerciales, de l'aristocratie, où l'on a pris le plus grand soin de la vie du riche, et la ville du peuple. La première c'est la campagne dans la ville, les jardins, les parcs et les champs sont mêlés aux maisons. Quatre parcs immenses, dit M. Faucher, une ligne continue de verdure, d'ombrage et d'eaux vives forment la base de cette ville privilégiée. C'est là que se fabrique et que se renouvelle l'air respirable qui dispute l'espace aux exhalaisons méphitiques des quartiers populeux. Ce sont les poumons de Londres; imaginez la végétation la plus luxuriante au milieu des habitations. Les rues sont larges, les maisons ont peu d'élévation, un jardin occupe le centre des places publiques. Le confortable, dans sa dernière expression, est dans cette partie de Londres.

A côté d'une opulence qui défie toute comparaison, la misère la plus affreuse, la dégradation physique et morale d'une partie de la population, West-End en regard de East-End. Trois districts situés au nord-est de Londres renferment cent cinquante mille personnes, ce sont: Spitalfields, Bethnal-Green et White-Chapel. Dans les deux premiers dominent les tisserands ; les maisons sont dans un délabrement incroyable, l'air s'y renouvelle difficilement, les eaux s'accumulent dans les rues et forment des marais, la fièvre s'exhale continuellement de ses mines empestées. Ajoutez à l'exubérance de la population, à l'absence de toute mesure d'assainissement, une occupation sédentaire qui se prolonge souvent quinze et seize heures par jour, et vous comprendrez quelle doit-être la vigueur physique de cette race. La taille des tisserands, dit M. Brisson dans l'enquête de 1850, est généralement peu élevée et rabougrie. La constitution de ces hommes, dit le docteur Mitchell, dégénère, la race entière descend rapidement à la taille des Liliputiens.

White-Chapel est un pâté de rues étroites, d'allées tortueuses et de cours sombres. Des femmes hâves se montrent à demi-nues aux fenêtres, des enfants blêmes se vautrent dans la fange avec les cochons, des haillons suspendus au dessus des rues comme pour intercepter la lumière, des tas d'immondices dans les espaces libres, partout des mares infectes, voilà le spectacle qu'offrent ces quartiers, dont la population se compose de journaliers, de brocanteurs et de marchands ambulants. Dans les rues s'ouvrent, de distance en distance, des impasses bordées de maisons a travers lesquelles on pénètre dans des cours enfouies entre quatre murailles et qui aboutissent à d'autres cours ; le tout sans écoulement des eaux, sans pavé pour assécher le sol, sans issue pour la circulation de l'air. Les matières animales et végétales s'entassent à l'état de putréfaction dans les espaces ouverts et une fange séculaire s'accumule partout. Dans ce labyrinthe, chaque famille n'a qu'une chambre pour se loger, quelquefois une chambre réunit deux familles qui sont réduites à un seul lit. Là, sont entassés des malheureux qui souffrent de la faim, du froid, de l'humidité, et qui travaillent du matin au soir. L'honorable médecin M. Toynbée cite un ménage composé de cinq personnes dans lequel le même lit réunissait le père et la mère âgés l'un et l'autre de cinquante ans, un fils âgé de vingt ans et poitrinaire, une jeune fille de dix-sept ans, atteinte d'une affection scrofuleuse, ainsi qu'une plus petite enfant, et cela dans la même chambre, où le père travaillait dans le jour avec trois garçons tailleurs. Dans une autre chambre, l'hôtesse s'était réservée la partie centrale et chaque coin était occupé par une famille, quatre ou cinq personnes pour un lit. Quel encombrement méphitique ! combien cette agglomération doit exercer une funeste influence sur la santé, et que peuvent devenir les mœurs au milieu de cette promiscuité !

Il n'est pas de lieu plus malsain que White-Chapel, dans lequel la mortalité fasse plus de victimes, ni où ceux qui survivent soient laissés dans une pire condition. Il y meurt un enfant sur deux. Les chances de vivre, qui sont dans le Vest-End de vingt-six ans pour la classe des artisans et des domestiques, y descend à seize ans. Il meurt annuellement 1 femme sur 57,05 dans la paroisse de St-Georges, située à l'extrémité du quartier aristocratique, et 1 sur 28,15 à White-Chapel. D'après le rapport du docteur Jonthwood Smith, sur 13,972 cas de fièvre parmi 77,186 indigents admis à Londres dans une année aux secours publics, 8,000 appartenaient aux paroisses de l'Est et 2,405 à la seule paroisse de White-Chapel. Ce district, qui représente 7 pour 100 de la population métropolitaine et qui comptait 9 pour 100 du nombre des pauvres secourus, avait un contingent de malades égal à 17 pour 100. De plus, les maladies les plus graves y régnaient de préférence. Sur 5,692 cas de typhus, ce district en réunit 1,505, ou 26 1/2 pour 100. Whit-Chapel est, suivant l'expression du docteur Smith, l'atelier où s'élabore la fièvre ; de là elle gagne les quartiers voisins qu'elle met tous les ans en coupe réglée. Autrefois, dit un ancien évêque de Londres, les médecins traitaient les fièvres par les saignées, aujourd'hui on ne saigne plus ; ils préfèrent avoir recours à l'emploi des stimulants et des toniques.

Dans ces quartiers pauvres, dit M. Eugène Buret (1) les logements les plus insalubres sont les plus disputés, les maisons, périodiquement ravagées par la mort, ne restent pas un instant vides, et les locataires nouveaux prennent immédiatement la place encore chaude de ceux qui viennent d'être transférés à l'hôpital ou dans le cercueil.

Le comble de l'horreur c'est qu'à Londres, dans la société moderne, l'enfant du pauvre est une machine à salaire aussitôt qu'il peut se tenir sur ses jambes et faire mouvoir ses bras ; une machine que l'on mène au marché, que l'on crie comme une vile marchandise, l'étalant aux regards des passants et la livrant au premier venu pourvu qu'il soit le plus offrant. Oui, au XIX⁰ siècle, à Londres, entre Spitalfields et Bethnal-Green, un marché d'enfants se tient les lundi et mardi. Lorsque je donnai à entendre, dit M. Hickson, qu'il était inutile de s'adresser à moi à moins de savoir lire et écrire, on me laissa presque seul.

Que voulez-vous que devienne cette classe de la population qui ne s'occupe pas plus du corps que de l'âme de l'enfant, qui l'abandonne au maître comme une propriété dont il peut faire ce qu'il lui plaît. Comment se défendre d'un sentiment de tristesse et d'indignation ! Que l'Anglais est bien venu à défendre la traite des nègres !

La misère engendre la prostitution, la prostitution conduit au crime; Whit-Chapel donne la main à St-Gilles, quartier affectionné par les classes dangereuses, les vagabonds, les prostituées et les malfaiteurs. A la fin de 1863, les maisons de charité de la capitale ne renfermaient pas moins de 25,000 pauvres, 100,000 indigents étaient en

____

(1) De la misère des classes laborieuses, t. II.

outre secourus à domicile. Le docteur Wardlan admet 16,675 prostituées pour un seul comté ; dans un autre ouvrage, on porte le nombre à 80,000 pour Londres, tandis que dans un rapport officiel M. Chadwick le réduit à 10.000, estimation insuffisante, car il y a 3,345 maisons qui reçoivent des femmes de mauvaise vie. Il faut tenir compte en outre de la prostitution clandestine. Les relations des prostituées, à Londres, avec les voleurs sont un fait général ; le vice vient quand la pudeur s'en va. On compte 17,686 femmes sur 63,124 arrêtées en 1872, ce qui. donne la proportion de 28 sur 100 ; elle n'est que de 14 sur 100 à Paris. L'enfance est flétrie de bonne heure, soit qu'elle reste au foyer domestique, soit que l'apprentissage s'en empare. Le district de la police métropolitaine, à l'exclusion de la cité, a fourni, en 1862, 16,987 délinquants au-dessous de 20 ans, et ce nombre va croissant d'année en année. Quelle perspective pour la moralité des nations à venir !

Transportons-nous, avec l'économiste français à qui nous empruntons une partie de ces détails, dans le comté de Lancastre, sillonné de routes, de canaux et de chemins de fer, ou la population agricole ne représente que 9 pour 100 du nombre des habitants. Suivons l'ouvrier à Liverpool et à Manchester, ces deux villes qui personnifient l'industrie humaine à l'apogée de la production.

Liverpool, située à l'embouchure de la Mersey, est une ville de briques, d'une population de 280,000 habitants, dont le revenu des douanes est de 100 millions, c'est le grand marché du coton pour l'Europe entière. Le brouillard et la fumée retombent en colonnes sur les rues, les maisons suent l'humidité. Les logements des ouvriers sont insalubres au delà de toute expression ; leurs familles vivent en majeure partie dans des caves ou dans des cours fermées et manquant d'air avant de manquer

de pain. On compte 7,000 caves habitées par plus de
20,000 personnes ; 60,000 personnes peuplent les arrières-
cours. Les caves sont des espèces de trous de dix à douze
pieds carrés de surface, de six pieds anglais de hauteur,
sans fenêtres, l'air et la lumière n'y pénètrent que par la
porte, dont la partie supérieure est au niveau de la rue.
On y descend par une échelle ; l'eau, la poussière et la
boue s'accumulent au fond, et il y règne une épaisse humidité ; chaque cave est habitée par 4 ou 5 personnes.
Les cours fermées se composent de deux rangs de maisons à trois étages, qui se font face ; un espace qui varie
de dix à quinze pieds sépare les deux côtés, et la cour ne
communique avec la rue que par un étroit corridor. L'air
empesté au fond de ces abîmes ne se renouvelle jamais ;
par un raffinement d'économie il y a des caves dans les
cours, la plupart des écoles se tiennent dans les caves.

A Liverpool on remarque l'absence de quartiers salubres ; la ville est ramassée sur elle-même : 32,000 maisons
dans un espace de deux mille carrés ! Il n'y a ni places, ni
squares, ni arbres, ni verdure, ni eaux ; les habitants qui
viennent s'y entasser ont jugé suffisant, durant leur vie,
les six pieds d'air et de sol que mesure un tombeau.

La densité de la population en Angletere, d'une manière
générale, est en raison de 275 habitants par mille carré.
Si on ne prend que les villes, elle est de 5,545. Si on se
borne à cinq ou six grandes villes, la densité augmente ;
elle est par mille carré de 20,892 habitants à Leeds, de
27,429 à Londres, de 33,669 à Birmingham, de 83,224 à
Manchester, et de 100,899 à Liverpool. Si, dans ces villes,
on s'adresse à certains quartiers, la densité monte à une
proportion énorme : un district de Londres renferme 243
mille habitants par mille géographique carré ; un district
de Liverpool en donnerait 460,000.

La mortalité se mesure partout à la densité des agglomérations. Elle est annuellement de 1 habitant sur 54, 90/100, dans les districts ruraux, et de 1 sur 38, 16/100, dans les districts urbains. A Londres, on compte 1 décès sur 37, 38/100, habitants ; à Liverpool, 1 sur 27. La durée moyenne de la vie est de 26 ans et demi à Londres, de 18 ans à Manchester et de 17 ans à Liverpool.

L'air, vicié par une agglomération contre nature, devient une sorte de poison qui affaiblit les constitutions, les prédispose aux maladies de toute espèce et engendre des épidémies. Il meurt annuellement, à Liverpool, 1,800 personnes de la fièvre typhoïde, il y a des rues où elle règne avec violence pendant toutes les saisons de l'année. Les maladies de consomption contribuent au nombre des décès pour 18, 31/100. 53 enfants sur 100 meurent avant d'avoir atteint leur cinquième année et presque tous dans les convulsions.

Les classes pauvres les plus agglomérées paient le plus large tribut ; il meurt 177 personnes dans les quartiers les plus surchargés contre 100 dans les quartiers où les habitants sont plus clairsemés. Quelle barbarie imprévoyante !

Liverpool égale Londres pour la dépravation. Les registres y signalent plus de 3,000 prostituées. Dans ces dix dernières années, sur une moyenne de 6,202 prévenus de délits graves, 2,197 étaient âgés de dix-huit ans et au-dessous. Les femmes y figurent à raison de 35 pour 100.

La partie méridionale du Lancashire, couverte de forêts impénétrables, habitée par une population que l'invasion n'avait jamais pu saisir ni dompter, a payé son tribut à l'industrie, et Manchester est devenu l'agrégation la plus extraordinaire et la plus monstrueuse que le progrès des sociétés ait improvisée. Manchester, située au confluent d'une petite rivière, l'Irwell, et d'un ruisseau, le Medlok, enveloppée de brouillards et de fumée, cernée par une enceinte de maisons à 7 étages, qui se dressent le long de l'Irwell et sur le bord des canaux, a tout sacrifié au point de .vue de l'économie du temps et pour obtenir la plus grande quantité de produits au meilleur marché, et, comme toujours et partout, l'ouvrier est immolé. L'Irwell a des eaux noires et puantes, les canaux passent sous les rues, l'horizon manque de clarté.

Il y a vingt ans, le tiers des rues n'étaient pas pavées, plus du tiers des maisons visitées étaient infectées au point d'exiger un lait de chaux ; la plupart en ruines, humides, sans ventilation possible, manquaient des plus indispensables moyens de propreté. Aujourd'hui les maisons ne sont plus aussi délabrées, mais que d'améliorations demanderait encore l'hygiène ! Dans cette ville d'affaires et de grandes spéculations, le producteur n'a que deux ou trois heures de repos entre le travail de la manufacture et le sommeil ; la journée du travail est de quatorze heures : le mari travaille d'un côté, la femme de l'autre ; les enfants travaillent comme les parents ou sont livrés à eux-mêmes, courant les rues pieds nus et en haillons. La police en a recueilli jusqu'à 5,000 par an, égarés sur la voie publique. Les mères, pour n'avoir pas à s'occuper de leurs enfants, leur donnent une préparation d'opium pendant la nuit, et laissent leurs nourrissons à la garde de leurs jeunes frères ou sœurs pendant le jour. Aussi sur 407 morts violentes, trouve-t-on 110 enfants brûlés par l'eau chaude ou par le feu.

Dans ces antres manufacturiers, la fièvre, la misère, l'ivrognerie, la débauche et le vol y sont en permanence.

Manchester a 1,315 cabarets, dont 502 boutiques de spiritueux ; et, d'après M. Braidley, si la population s'est accrue de cent pour cent, le nombre des débits de genièvre et de whiskey a quadruplé. Le nombre des crimes est redoutable ; les débits contre les propriétés augmentent dans une effrayante proportion. La prostitution est commune et on retrouve les prostituées dans tous les désordres, vols, rixes, tapages, ivresse. Contre l'ordre de la nature, le nombre des femmes excède celui des hommes de 9 pour 100. En outre, le mélange des sexes, la chaude atmosphère des manufactures font naître et fermenter les passions, détruisent la pudeur et tout sentiment moral, et il s'établit dans les fabriques une sorte de promiscuité. *Faire son cinquième quart de journée* est une expression consacrée dans les manufactures pour désigner les femmes qui quittent l'atelier dès six heures du soir et vont courir les rues dans l'espoir de provoquer quelque étranger.

La détresse est affreuse et les détails puisés à l'époque des crises industrielles sont repoussants. En 1869, un sixième de la population avait été traitée dans les hôpitaux ; c'est là que naissent plus de la moitié des enfants. Naître et mourir hors de la famille, voilà l'état actuel des ouvriers manufacturiers en Angleterre. L'intempérance est une cause de la misère ; mais à son tour la misère devient une cause d'intempérance. La plupart des ouvriers vivent dans les garnis où ils se rencontrent avec les mendiants, les voleurs et les prostituées. Les propriétaires de ces nids à fièvre, dit le docteur Ferriar, placent dans chaque chambre autant de lits qu'elle en peut contenir, les fenêtres restent constamment fermées, le plancher est couvert de haillons, les lits sont remplis d'hommes, de femmes, d'enfants couchés pêle-mêle. Le docteur Howard fait remarquer que les fièvres sévissent, à Manchester, particulièrement en hiver, c'est-à-dire à l'époque de l'année où les garnis se peuplent outre mesure.

C'est surtout quand le choléra fait son apparition qu'il sévit avec violence dans les garnis. Il vaudrait mieux coucher à la belle étoile, au milieu des marais-pontins, que dans les repaires appelés Petite-Irlande et Gibraltar, deux districts de Manchester. Une langue de terre basse, marécageuse, exposée à de fréquentes inondations et à des exhalaisons empestées, est située entre un escarpement élevé et un bras de rivière dont une digue arrête le cours. Le sol est tellement déprimé que les cheminées des maisons, dont quelques unes ont trois étages, atteignent à peine à la hauteur de l'escarpement. Plusieurs de ces maisons ont des caves qui se trouvent souvent couvertes de quelques pouces d'eau dans l'espace ouvert qui forme le centre de la Petite-Irlande ; les habitants ont construit plusieurs étables à porcs qui ajoutent, s'il se peut, à l'insalubrité du lieu.

A Manchester, il y a deux villes dans une seule ; celle des maîtres, où l'air, l'espace et les provisions de santé abondent ; celle des ouvriers, ou se trouve tout ce qui empoisonne et abrège l'existence. Dans la première, il meurt un homme sur 54 et une femme sur 89, moyenne des deux sexes 1 sur 63. Dans la seconde, les chances de la vie sont de vingt ans pour les boutiquiers et de 17 ans pour les journaliers. Le maître vit 4 âges d'ouvrier, quel rapprochement ! Sur 1,000 enfants il en meurt 570 avant leur cinquième année, la vieillesse arrive prématurément. Les ouvriers sont pâles et grèles, leur physionomie sans animation, la vigueur est remplacée par une énergie fébrile, le recrutement est presque impossible, la beauté des femmes disparaît, la race s'abâtardit tous les jours. Le docteur Demcan évalue les décès qui proviennent de la phthisie pulmonaire à 16, 17/100 du nombre total. Cette dégradation physique et morale est un scandale qui devrait peser à la conscience publique !

Après le comté de Lancastre, le district manufacturier le plus important de l'Angleterre est la partie la plus occidentale du comté d'York.

A Leeds, bâti au confluent de l'Aire et du canal qui unit

la mer du nord à la mer d'Irlande et qui s'élève en pente
douce sur un coteau, l'écoulement des eaux et la ventilation des rues pourraient y être faciles, la durée quotidienne
du travail y est moindre, les salaires plus élevés, les
logements moins chers qu'à Liverpool et Manchester,
et, néanmoins, les classes laborieuses y souffrent tout
autant, parce que jamais la main de l'homme n'a plus fait
pour gâter la nature. L'agglomération des usines sur un
espace trop étroit devient une cause permanente d'insalubrité. Tant que fument les cheminées des manufactures, l'air, les eaux, le sol tout est imprégné de charbon ;
les rues, couvertes de poussière noire, ressemblent aux
galeries d'une mine. La rivière épaissie n'a plus de courant
pour balayer les égouts qui s'y jettent. L'atmosphère,
chargée de vapeurs malfaisantes, étouffe la végétation.

Les hommes vivent ainsi sur une hauteur comme au
fond d'un puits, et le dimanche est le seul jour où l'on
puisse apercevoir le soleil. On laisse accumuler les cen-
dres de coke dans les rues ; çà et là se forment des mares
d'eau stagnante et fétide. L'eau inonde souvent les parties
basses de la ville, et, lorsque les eaux se retirent des
caves, des fièvres contagieuses se déclarent et déciment
la population souterraine. Les cimetières, les abattoirs,
les fabriques de noir animal sont placés au milieu de la
ville, et le dépôt des immondices occupe le centre du
quartier le plus populeux. M. Baker attribue à toutes ces
causes d'insalubrité les épidémies qui y ont été si meurtrières.

La phthisie pulmonaire est très commune à Leeds ; au
surplus, la mortalité se proportionne exactement à la
salubrité ou à l'insalubrité de chaque quartier et à la
profession exercée par chaque habitant. Le travail du lin
est surtout funeste dans les manufactures, et ce qui en
rend les effets plus meurtriers, c'est qu'on y occupe

beaucoup plus de femmes et d'enfants. Les uns et les autres, dit M. Craven, sont fréquemment atteints de maladies de poitrine et meurent de consomption. Les plus jeunes sont attaqués d'une inflammation des bronches, que je crois particulière aux enfants qui travaillent dans les filatures de lin. Les ouvriers de ces établissements parviennent rarement à l'âge de 50 ans, et encore les migrations sont fréquentes.

L'ivrognerie et la démoralisation ne le cèdent pas à Liverpool et à Manchester. Les premières années de la vie fournissent le plus grand nombre de criminels.

A Birmingham, placée au cœur de l'Angleterre, les ouvriers ne sont pas mieux partagés sous le rapport des salaires aux autres villes manufacturières. Ils habitent dans des cours fermées, et chaque cour réunit de quatre à vingt maisons. Ces petits cloîtres ne sont pas des modèles de propreté : il n'y a qu'une seule pompe, un seul trou pour les résidus, un seul lavoir pour chaque coin ; mais les caves ne sont pas habitées, et, après tout, il y a de l'air et de l'espace.

La voie publique sert littéralement de voirie, telle est cependant l'excellence d'un site élevé de cinq cents pieds au-dessus du niveau de la mer, formé de plusieurs collines et baigné par plusieurs ruisseaux, que les maladies font moins de ravages, que la vie moyenne a presque la même durée que dans les districts ruraux, et que Birmingham jouit comparativement d'une sorte de salubrité. On n'y compte que 33,000 habitants par mille carré. 1 décès par an sur 36 79/100 personnes ; dans toutes les épidémies de choléra il y a eu très-peu de mortalité, alors qu'à dix mille la ville de Bilston était dépeuplée.

Dans l'échelle sanitaire du royaume, la population de Birmingham se maintient presque à une égale distance de la maladie et de la santé ; on n'est pas frappé de cette dégradation physique qui signale dans quelques districts les familles des tisserands et des fileurs; mais on n'y aperçoit pas non plus la race herculéenne des ouvriers des mines et des forges. Les maladies de poitrine y comptent pour un tiers dans les décès. La mortalité dans l'âge le plus tendre est presque aussi considérable qu'à Manchester et tient aux mêmes causes, c'est-à-dire à l'absence de soins maternels, à l'insouciance des mères, qui va jusqu'à l'expédient barbare de ces potions opiacées qui endorment la faim et les cris en altérant les principes même de la vie.

CHAPITRE VI.

A Wolverhampton, les ateliers sont cachés dans des impasses et dans des cours, comme les logements des Irlandais à White-Chapel. Les passages n'ont guère plus de 2 pieds 1/2 de largeur sur 6 de hauteur, avec une profondeur de 12 à 24 pieds ; ils servent de voie publique et de ruisseau. Après les avoir traversés, vous arrivez dans un espace surchargé de maisons, puis un nouveau passage aboutissant dans une semblable cour. Ce sont des huttes qui figurent une sorte de garenne ou une colonie de castors. Ces passages sont par centaines. Les quartiers mal percés, sans égouts, croupissant dans la fange écumante ; les maisons en ruines dont on habite le rez-de-chaussée lorsque le premier étage s'est écroulé.

La position de la ville est salubre et la houille bon marché, mais ce mauvais air, combiné aux privations de toute espèce, appauvrissent le sang et altèrent la constitution. Les médecins assurent que les fièvres pernicieuses et notamment le typhus y sont de plus en plus fréquentes. A Willenhall, dont la spécialité est la fabrication des clous et des chaînes en fer, la dégradation est encore plus avancée, c'est la ville des femmes forgerons. Celles-ci, à demi-vêtues, combattent le feu quatorze à seize heures par jour. Dès l'âge de dix ans, les filles travaillent associées à des hommes ignorants et dépravés; elles se marient de bonne heure.

L'Angleterre n'a pas de population qui donne plus de besogne aux chirurgiens. Rien de plus commun que les fractures et les luxations. Parmi les adultes, un sur trois contracte des hernies, et les enfants en sont fréquemment affligés dès leur naissance. Le corps se déforme à force de garder la même position : la moitié des adultes ont la taille tournée ou le dos voûté. Les membres sont grêles et rachitiques, la peau est séchée, raccourcie, les jointures saillantes et comme nouées, la main droite a une raideur particulière et semble tordue, le genou gauche se projette en avant comme un nœud d'arbre, le genou droit rentre en dedans et la cheville du pied a une égale inclinaison ; la lèvre inférieure pendante, l'œil terne et abattu, la peau bouffie dans la jeunesse, les traits durs, secs et anguleux dans l'âge mûr ou la vieillesse, voilà la physionomie de ces serruriers. Les vices de conformation finissent par devenir héréditaires, car les habitants ne se marient qu'entre eux.

Willenhall est l'antre du typhus ; il y a sévi pendant sept ans sans interruption. Il y a quelque temps la paroisse possédait deux montagnes d'immondices qui s'élevaient triomphalement au centre de la ville, et qui auraient suffi pour empester la Grande-Bretagne toute entière. L'Administration locale les a fait disparaître en partie, non point afin d'assainir la ville, mais par amour-propre et de crainte de se voir signaler à l'attention du Parlement.

L'oppression exercée sur le travailleur est surtout dure appliquée à l'enfance. On met à l'œuvre les plus petits enfants dès l'âge de cinq ou six ans et, en les excédant de fatigue, on leur interdit encore toute instruction. On a recours au travail des enfants comme à une grande ressource pour augmenter la production en diminuant les salaires. Mais que deviendra la société avec l'abus de ce système ? Un des principaux fondateurs de la manufacture britanique, le père de sir Robert Peel, disait : « Toutes les fois que j'ai visité les fabriques, j'ai été frappé de l'aspect uniformément maladif des enfants, et, dans plusieurs cas, de leurs stature rabougrie. »

Dans l'établissement de New-Lanark, en Ecosse, où 500 enfants, depuis l'âge de cinq ans jusqu'à l'âge de huit ans, étaient attelés à l'ouvrage des hommes, Robert Owen remarqua que ces petits ouvriers, bien nourris, bien logés, bien vêtus, ne grandissaient pas, que la plupart avaient les jambes déformées et que la fatigue énervant leur intelligence, ils apprenaient difficilement même à épeler les lettres de l'alphabet. Après une enquête solennelle, les commissaires du gouvernement déclaraient que les effets d'un travail prolongé chez les enfants étaient l'affaiblissement de la constitution, des maladies souvent incurables, et l'abrutissement.

Eh bien ! ces travaux, dans les manufactures, sont légers et salubres en comparaison des travaux auxiliaires que la manufacture suscite.

Les enfants employés dans les ateliers de Birmingham sont pâles et faibles, quelques-uns difformes, les filles surtout. La puberté est retardée. Dans les fabriques d'épingles, ils sont d'une complexion maladive, petits, maigres et sans muscles. Dans les poteries de Staffort, la température élevée dans laquelle ils travaillent affaiblit les organes digestifs et un grand nombre meurent de consomption. Dans les fabriques de tulle et dans la bonneterie, ils ne prennent presque jamais de l'exercice en plein air, et la nature du travail produit une distorsion presque universelle de l'épine dorsale. Les scrofules, les ophtalmies sont des maladies communes. Les femmes se plaignent d'enfanter avec peine et les avortements sont fréquents. Aussitôt que les membres ont un peu de force, vite au travail.

La journée des enfants dure autant que celle des hommes ; on ne leur épargne pas les travaux pénibles, et, pour les soutenir dans cette lutte inégale, on les nourrit à moitié ; pour les punir on les affame tout à fait, on les bat d'un fouet de lanières, on couvre leurs corps de coups et de contusions. Pourvu que l'enfant n'en meure pas, la justice s'en lave les mains.

Ces pauvres victimes n'ont pas même la force de se plaindre. Une question telle que celle-ci, dit M. Horne, « Vous sentez-vous fatigué ? » ne leur avait jamais été faite et ils ne la comprenaient pas. Un jeune garçon de 15 à 16 ans vous parle avec la voix aiguë d'un enfant. De pauvres filles de 16 à 17 ans, loin de présenter les symptômes extérieurs du développement qui commence à cet âge, ressemblent, lorsqu'il leur arrive d'avoir la taille droite, à des planches de sapin que l'on aurait sciées en deux. Bien peu de jeunes filles, eu égard au nombre de celles qui fréquentent les fabriques, se laissent séduire, et l'on ne compte pas beaucoup d'enfants naturels. Mais gardez-vous d'attribuer cette chasteté matérielle à la retenue des sentiments ; leur langage est obscène et sans pudeur ; la pauvreté du sang, dit M. Horne, la maigre chère et l'épuisement qui suit le travail ne laissent à ces jeunes filles ni forces, ni temps, ni désir pour le mal.

Elles sont protégées par l'excès même de leurs souffrances.

Nous ne sommes pas au bout de cette horrible exploitation de l'enfance. Dans les mines de houille on emploie les enfants de quatre à cinq ans en qualité de trappeurs. Accroupis derrière une porte ou trappe, leur fonction consiste à l'ouvrir pour laisser passer les wagons chargés de houille et la fermer aussitôt après. Rien de plus triste que l'existence de ce petit être, hébété par la solitude. Il descend dans le puits à 3 ou 4 heures du matin, pour n'en sortir qu'à cinq ou six heures du soir. Le dimanche seul il peut contempler la clarté du jour et respirer cet air libre, qui vivifie les enfants aussi bien que les plantes. Tout le long de la semaine il reste dans l'obscurité et dans l'humidité, n'ayant d'autre distraction que celle d'apercevoir de temps en temps la lampe qui éclaire le passage des convois. C'est l'emprisonnement solitaire, l'emprisonnement ténébreux, appliqué à la plus tendre et la plus innocente enfance. A 8 ou 9 ans on les emploie à traîner et à pousser des wagons. Le toit de la mine étant très-bas, les enfants doivent ramper sur leurs mains, une courroie autour du corps et supportent la chaîne du wagon, dans l'attitude d'une bête de somme chargée de son harnais. Ce travail, qui réclame un grand déploiement de forces musculaires, continue quelquefois treize et quatorze heures, jamais moins de onze heures.

Enfin, il résulte des tables de mortalité en Angleterre une donnée curieuse, savoir : que le soldat, combattant sur la tranchée d'une ville assiégée ou sur le champ de bataille en présence du plus brave de ses ennemis, est exposé à moins de chances de mort que l'habitant de certaines villes manufacturières d'Angleterre, telles que Manchester, Liverpool, etc. La chance de mort au siége d'Anvers était comme 1 à 68 ; au siége de Badajoz, 1 à 54 ;

à la bataille de Waterloo, 1 à 30 ; en Crimée, 1 à 60. **Pour l'ouvrier de Liverpool, la chance de mort est comme 1 à 19 ; pour le tisserand de Manchester, comme 1 à 17 ; pour le coutelier de Cheftield, comme 1 à 14.**

On comprendra, par ce qui précède, que nous ayons choisi la Grande-Bretagne pour connaître au juste l'état physique et moral des ouvriers des manufactures. **Nulle part nous n'aurions vu la dégradante infériorité du travailleur dans une pareille nudité. Et, pour guérir les plaies de l'humanité, il faut avoir le courage de les sonder.**

En France, les mêmes causes produisent les **mêmes effets, mais en petit. La France tend au contraire à prendre une grande place dans le progrès social du présent et de l'avenir. Elle devient de plus en plus pratique dans ses vues d'amélioration. Il faut espérer que le gouvernement actuel, le gouvernement du peuple par le peuple, achèvera l'œuvre un peu trop négligée par ses devanciers, et qu'il ajoutera à sa devise : « amélioration des classes laborieuses. »**

La plus faible enfance, celle que la mère nourrit **encore et qu'elle ne peut ni garder ni confier à d'autres mains sans sacrifier la meilleure part du salaire gagné par son travail, aura bientôt des Crèches partout avec des règlements d'hygiène, une sollicitude morale et des précautions prises pour aider la mère sans l'éloigner, pour suppléer sa force et non sa tendresse. Les salles d'asile ont été créées comme un passage entre le foyer du pauvre et l'école.**

L'éducation prend ici une large **influence et s'applique à tous les actes de cette vie qui commence : origine et sage direction des sentiments affectueux, premiers instincts de dignité morale, habitude et goût de l'obéissance, répression assortie aux caractères et non aux actes,** surveillance physique. L'expérience ressemble ici à une utopie réalisée. L'instruction du peuple a reçu des développements incontestables, et, quoiqu'il reste beaucoup à faire, les instituteurs sont mieux choisis, les écoles plus fréquentées, et les bonnes habitudes et le travail intellectuel remplacent la grossièreté et les vices.

Il y a dans les principales villes des écoles d'adultes, des bibliothèques ouvertes le soir et chauffées en hiver. La charité légale et la charité particulière sont inépuisables. Depuis nos malheurs, les Français ont compris tous les avantages d'une instruction solide; aussi voit-on aujourd'hui la jeunesse, autrefois si tapageuse, devenue tout à coup sérieuse, studieuse, et pensant à l'avenir.

Le législateur n'est pas resté sourd aux plaintes du pauvre, et une législation industrielle se forme journellement; nous avons des règlements pour la construction des maisons, pour la largeur des rues. La loi est intervenue pour mesurer le temps pendant lequel les enfants pourront être employés dans les manufactures pour leur assurer le repos de la nuit et le loisir des dimanches et des jours de fête. La loi assure les conditions du marché dans les contrats d'apprentissage; mais la question la plus importante dans le travail industriel, c'est-à-dire dans les rapports du maître et de l'ouvrier, n'a pas encore reçu de solution vraie. Le salaire est fixé de gré à gré.

Jusqu'ici, le débat a été engagé entre la liberté de l'homme et son asservissement, la liberté avec ses souffrances et ses épreuves douloureuses, mais avec ses joies et ses triomphes; l'asservissement avec son repos, mais aussi avec son immobilité et sa torpeur. L'organisation officielle du travail abolit les maux de la concurrence, mais elle supprime le mouvement. L'inquiétude cessera sans amortir l'aiguillon de la vie par l'association de la main de l'ouvrier, du génie de l'artiste et des capitaux du maître, et par une répartion équitable des bénéfices **entre** eux.

La participation des ouvriers aux bénéfices des maîtres dans une proportion juste et équitable, voilà le but à atteindre pour la société moderne. Les difficultés, pour opérer cette association dans le plus grand profit de tous, ne sont sans doute pas invincibles, il faut avoir foi dans l'avenir !

BIBLIOTHÈQUE NATIONALE R. F. IMPRIMÉS

www.ingramcontent.com/pod-product-compliance
Lightning Source LLC
LaVergne TN
LVHW012016180726
843502LV00005B/1747